HYGIÈNE DES VÊTEMENTS

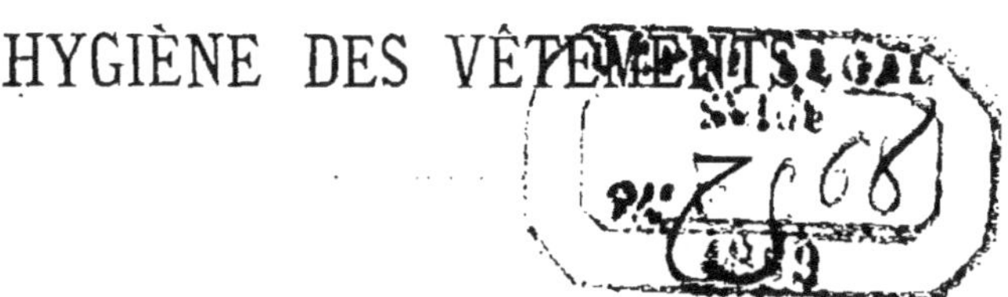

LE CORSET PHYSIOLOGIQUE

SON UTILITÉ & SES AVANTAGES

PRÉSENTÉ A L'ACADÉMIE IMPÉRIALE DE MÉDECINE

PAR

MM. TORCHEBŒUF & MORAN

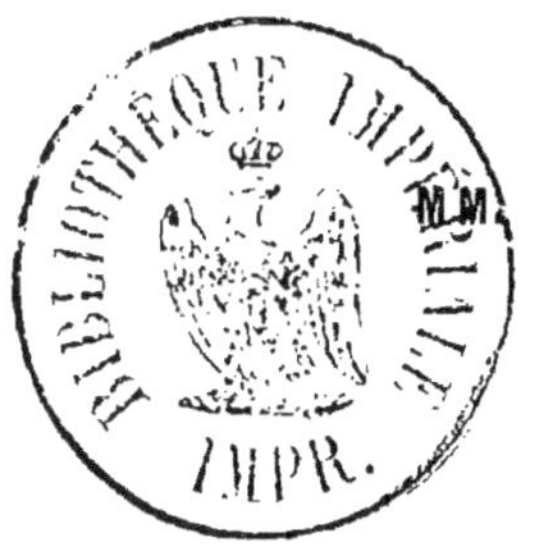

PARIS

MAISON SPÉCIALE DE FABRICATION

61, RUE DE RAMBUTEAU, 61.

Lettre adressée à M. le Président de l'Académie impériale de Médecine.

—

Monsieur le Président,

Nous avons l'honneur de vous adresser un Mémoire motivé sur un Corset nouveau, que nous avons inventé et dénommé **CORSET PHYSIOLOGIQUE**.

Les modifications que nous avons cru devoir apporter dans la confection de ce vêtement, dont l'usage est si répandu de nos jours, constituent, à notre avis, un progrès réel.

Nous laissons, toutefois, à l'Académie le soin de l'apprécier.

Veuillez agréer, Monsieur le Président le témoignage de notre profond respect.

TORCHEBŒUF & MORAN.

Paris, le 2 septembre 1869.

LE

CORSET PHYSIOLOGIQUE

SON UTILITÉ ET SES AVANTAGES

---

§ I.

Le Corset, ses usages. — Opinion des Médecins sur ce genre de vêtement. — Avantages réels que le Corset présente.

Le Corset est ce vêtement garni de baleines qui sert à maintenir la taille chez la femme, ou mieux à conserver à celle-ci la conformation naturelle du corps depuis les épaules jusqu'à la ceinture.

Il fut un temps où les médecins s'élevèrent contre l'usage de ce vêtement. Cette barbare coutume, disaient-ils, occasionne d'innombrables accidents. Pour paraître avoir la taille fine, les femmes se détruisent la santé. En comprimant les côtes, elles empêchent leurs mouvements, la dilatation des poumons. De là la stase du sang dans ces organes, la difficulté de respirer, le crachement de sang, les toux habituelles, les tubercules, la phthisie, les anévrismes du cœur, etc.

Mais ce ne sont pas là les seuls inconvénients qu'on a attribués au Corset. Celui-ci, en comprimant le ventre par en bas, pouvait gêner encore la digestion stomacale, empêcher le libre cours des matières dans la longueur du tube intestinal. Le Corset, par la pression qu'il était censé déterminer, pouvait encore empêcher le développement de la grossesse, déterminer même la mort du fœtus et donner lieu au danger le plus grave, l'avortement.

Que les inconvénients dont nous venons de parler aient quelquefois existé, nous sommes portés à le croire ; mais il y a eu vraiment de l'exagération de la part de ceux qui se sont élevés avec autant d'énergie contre l'usage du Corset, et en raison de cela, l'anathème lancé contre ce vêtement n'a point empêché sa vogue.

Les femmes ont bien pu quelquefois, par un excès de coquetterie, voulant se rendre la taille svelte, comprimer outre mesure le corps à l'aide du Corset, mais l'esprit de plaire qu'elles avaient n'est jamais arrivé au point de déterminer les symptômes graves de maladie dont il a été précédemment question.

. .

Bien au contraire, le Corset présente des avantages qui sont reconnus par la femme comme étant de la plus grande utilité. Il suffit d'énumérer les principaux pour en être suffisamment convaincu soi-même.

Le Corset, en effet, en exerçant une pression graduée au pourtour des reins, c'est-à-dire vers l'extrémité de la région dorsale et dans la région lombaire, sert de point d'appui aux muscles inspirateurs, et permettent à ceux-ci de pouvoir soulever plus facilement la cage thoracique, en donnant ainsi plus d'ampleur à la poitrine, et partant aux poumons, qui, en raison même de leur élasticité, se dilatent de la manière la plus avantageuse.

Le Corset, par la légère pression qu'il exerce en arrière, soutient encore la colonne vertébrale, et l'on sait le rôle important que celle-ci joue dans les mouvements. On voudra bien reconnaître encore que le poids du tronc est supporté par le corps des vertèbres ; il n'est donc pas inutile d'apporter à cette région, à l'aide du Corset, une sorte de renfort.

Tels sont les deux principaux avantages que le Corset nous offre ; mais ce ne sont pas les seuls.

Les seins, à l'époque de la puberté, ou plus tard, et surtout pendant la grossesse, les seins, disons-nous, peuvent prendre un accroissement considérable, et alors, en raison même de leur volume et de leur poids, avoir une tendance à descendre. La femme considère cet accident comme une vraie infirmité, car sa poitrine se déforme, et quelquefois il arrive que la femme est considérablement gênée dans ses mouvements à cause des seins devenus ainsi pendants. Cet accident se fait plus particulièrement sentir chez les femmes pendant la lactation, en raison du poids des glandes mammaires acquis par le présence du lait. Il peut même se faire qu'en raison de la déclivité de ces organes le lait s'échappe en partie. On remédiera facilement à ce genre d'inconvénient en ayant soin de porter un Corset.

Il existe encore un troisième avantage que ce vêtement, le *Corset*, procure, et auquel il est bon que la femme songe : nous voulons parler de la difformité abdominale résultant du relâchement prolongé des muscles abdominaux ; non-seulement dans ces cas la marche est gênée, mais si encore l'on observe deux femmes à peu près de la même taille et âgées de trente ans, l'une n'ayant jamais porté de Corset, tandis que l'autre en aura fait usage depuis son enfance, la taille de la première ressemblera sans aucun doute à une masse informe, tandis que celle de l'autre sera gracieuse.

En nous résumant, nous voyons donc que les avantages résultant de l'usage du Corset sont réels, qu'ils doivent être pris en grande considération, et que la femme serait coupable si elle ne s'en servait point.

Notre opinion est ici, comme on le voit, nettement formulée et tout-à-fait opposée à celle des médecins qui ont écrit contre l'usage de ce vête-ment.

Mais nous reconnaîtrons toutefois que le Corset ne peut être vraiment utile qu'autant que celui-ci est bien fait, c'est-à-dire qu'il s'adapte par-faitement au corps, et que ce nouveau *moule*, en quelque sorte, reproduise la configuration exacte de chaque ligne anatomique.

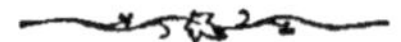

§ II.

Défectuosités du Corset tel qu'il est généralement fabriqué. — Invention du Corset Torchebœuf, sa description. — Son utilité reconnue. — Présentation à l'Académie impériale de médecine.

Le Corset, tel qu'il a été fabriqué jusqu'à ce jour, présente plusieurs défectuosités qu'il est bon de signaler, et auxquelles on aurait dû remédier depuis longtemps. Ces défectuosités ne portent généralement pas sur la coupe du vêtement, qui est, en général, élégante, mais bien sur sa structure. Les baleines qui lui servent de charpente n'ont pas, la plupart, la longueur ni la rigidité qu'elles devraient avoir; aussi arrive-t-il que le Corset une fois en place se trouve plié en deux, juste au point où se trouvent les extrémités inférieures des baleines; si la pression est un peu forte, celles-ci font trace sur la peau, et si la pression est continue elles finissent par blesser la femme. Le danger sera évidemment plus grand si l'on n'a pas eu le soin d'émousser les extrémités de ces mêmes baleines.

Leur direction est droite, tandis qu'elle devrait être oblique de haut en bas, pour imiter en quelque sorte la direction des fibres des muscles larges qui concourent à la formation des parois latérales de cette région.

Il arrive encore que les baleines ainsi que le ressort que l'on met de chaque côté des hanches pour renforcer le Corset, ne sont point toujours placés à l'endroit de prédilection, ce qui cependant devrait avoir lieu, afin d'obtenir des points d'appui plus certains, de manière à faciliter les mouvements de la femme.

LES GOUSSETS sont surtout les parties les plus défectueuses du Corset, retenus qu'ils sont à peine par une ou deux baleines perpendiculairement placées; celles-ci, à cause de leur peu de rigidité, ne peuvent donner à ce vêtement cette forme ni cette grâce que les femmes, avec juste raison, recherchent le plus. Ils ne peuvent, en outre, avantager en rien la femme qui est privée de cet *embonpoint;* aussi, pour y remédier, a-t-il fallu avoir recours à des seins postiches. Cette invention, qui remonte à plusieurs années, n'a eu qu'un

succès de peu de durée, et ce procédé *trompeur*
n'a pas tardé à être remplacé par un autre aussi
défectueux, qui consiste à matelasser le Corset lui-
même ; la chaleur qu'un tel vêtement détermine
a une influence si fâcheuse sur les glandes mammaires que celles-ci finissent à la longue par s'a-
trophier.

* *

Devant de tels inconvénients, qui présentent
une certaine gravité pour la santé de la femme,
nous nous sommes demandés s'il ne serait pas
possible d'y remédier en apportant à ce vêtement
des modifications que l'usage seul reconnaîtrait
bonnes. C'est dans cette série d'idées que nous
avons conçu le Corset nouveau dont nous allons
donner la description, et que nous avons déposé
sous la protection de la loi.

DESCRIPTION DU CORSET PHYSIOLOGIQUE TORCHEBŒUF

LE CORSET PHYSIOLOGIQUE TORCHEBŒUF ne
laisse rien à désirer au point de vue de la forme

ni de l'élégance. En effet, nous avons commencé à remédier d'abord aux défectuosités dont il a été question en premier lieu, c'est-à-dire à la disposition des baleines.

Celles de notre Corset sont longues, obliquement dirigées, et tordues de façon à obtenir une cambrure parfaite. Nous avons eu le soin, en outre, de donner au Corset une longueur suffisante, afin de laisser à la femme les hanches, et partant la respiration libres, et par ce même moyen ne point la gêner quand elle baisse le corps. — Les baleines ainsi que le *ressort d'usage* sont disposés sur les points du thorax où il n'y a pas à craindre de déterminer de la douleur en comprimant même d'une manière légère.

LES GOUSSETS, et c'est sur ce point capital que porte notre invention, ont trois séparations limitées par deux baleines médianes dirigées obliquement; ces baleines ont une longueur analogue à celle du Corset, et se réunissent presque par en bas, car les deux extrémités de ces mêmes baleines sont à peine séparées l'une de l'autre d'un centimètre.— Deux autres baleines constituent les parties latéra-

les de chaque gousset, la charpente totale du gous=
set se trouve donc constituée ainsi, par quatre balei=
nes. Dix-huit ganses de cordonnet environ, dispo-
sées horizontalement aux baleines servant de point
d'appui, constituent le corps de chaque gousset.

Voici, d'ailleurs, la configuration du Corset
physiologique Torchebœuf :

DEVANT DU CORSET.

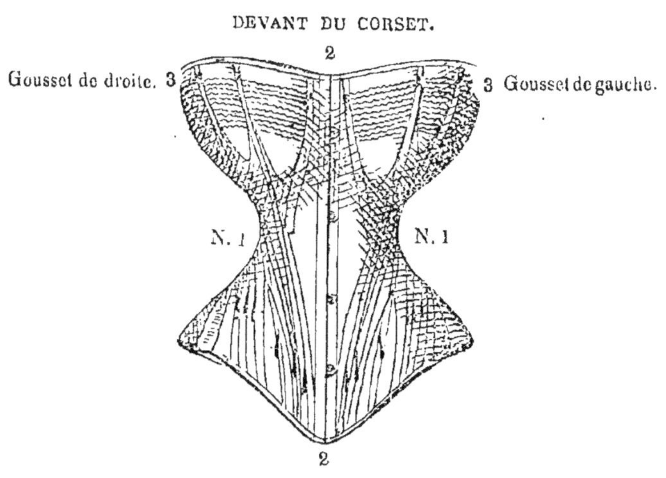

CORSET VU EN ARRIÈRE.

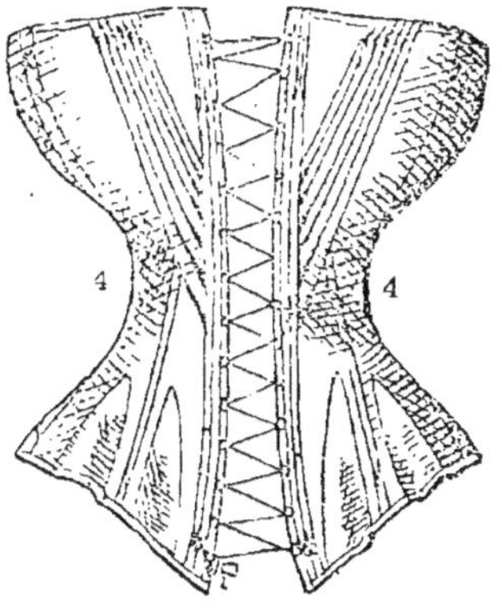

Nota. — Les chiffres 1, 2, 3, 4 correspondent aux mesures indiquées plus loin.

La ganse qui rentre dans la fabrication des goussets est en cordonnet lin et fil et non en fil de laiton ou de caoutchouc. Par ce moyen, nous avons ainsi paré aux inconvénients que procure le caoutchouc par la rétraction, en raison même de la propriété d'élasticité dont il est doué ; et à celui que détermine le fil de laiton, en cédant avec la plus grande facilité à la moindre traction et ne pouvant revenir ensuite sur lui-même ; de plus, la ganse *cordonnet* lin et fil durcit par *la chaleur*, ce qui permet de conserver toujours au Corset sa forme primitive.

C'est encore sur cette donnée physique, la *propriété de la chaleur*, que nous avons pu donner l'aspect élégant à nos Corsets en soumettant les formes dont nous nous servons pour les fabriquer à l'action de la vapeur. C'est là un apprêt que personne avant nous n'a eu idée de mettre à profit.

Les *formes* que nous avons fait construire sont en cuivre ; leur empreinte a été prise sur les modèles les plus parfaits et les plus variés, ce qui nous permet une grande fabrication, convaincus que nous sommes que la plus grande majorité de nos Corsets peuvent habiller les femmes dont les tournures sont les moins gracieuses.

Nous pouvons ainsi affirmer à notre clientèle qu'elle trouvera dans nos Magasins des Corsets qui iront aussi bien à la taille de la femme que si ils eussent été faits sur mesure. Bien entendu qu'en cas de difformité, nous avons le soin, pour remédier à celle-ci, de prendre nous-mêmes les dimensions et le dessin de la partie où existent les vices de conformation.

Nous ne craignons pas, dès-lors, de dire que nous avons pu réaliser de la sorte un véritable progrès dans la fabrication de ce vêtement. Nos Corsets sont, en effet, d'une élégance irréprochable, d'une fabrication finie, de durée, et ils ont l'avantage incontestable de rendre à la femme la grâce de la gorge, qui est un des plus beaux apanages du sexe.

Nous fabriquons de la même façon les Corsets pour enfants, en ayant soin d'ajouter à ces derniers des bretelles, à l'aide desquelles l'on peut redresser LE TORSE si celui-ci avait la tendance à se dévier. — Un grand nombre de personnes, et les médecins eux-mêmes ont pu s'en convaincre. Nous n'avons pas hésité de suivre, dès-lors, leur conseil en soumettant notre Corset à la haute sanction de l'Académie impériale de médecine.

CEINTURE HYPOGASTRIQUE TORCHEBŒUF

Les Ceintures dont voici le modèle, et qui ressemblent à toutes celles de ce genre, nous sont journellement demandées, et le soin que nous avons apporté dans leur fabrication a été pour beaucoup, c'est du moins notre conviction, dans la renommée et la confiance que notre Maison a acquise depuis dix ans.

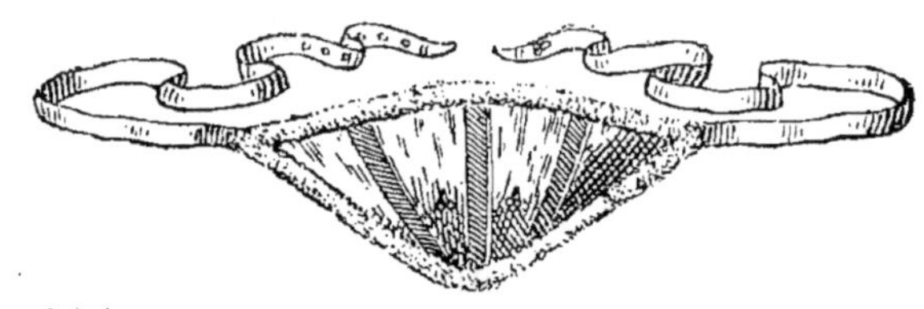

TORCHEBŒUF ET Cie,

61, RUE DE RAMBUTEAU,

PARIS.

PRIX DES CORSETS

TORCHEBŒUF & C°

61, RUE DE RAMBUTEAU

PARIS

CORSET gris ou blanc, 3 goussets, 14 baleines, arrêt fil.   8 fr.

—	—	—	18	—	12
—	—	—	24	—	15
—	—	—	28 baleines, arrêt soie.		20
—	—	—	34	—	25

Tous ces Corsets sont garnis de broderies, lacets de soie
et renfermés dans une boîte en carton.

LES CORSETS EXTRA EN MOIRE

GARNIS DE VALENCIENNES ET DE PELUCHE

Depuis **20** fr. jusqu'à **100** fr.

CEINTURE HYPOGASTRIQUE pour grossesse, de 15 à 25 fr.
—   —   ordinaire, de..... 9 à 15

On expédie en France et à l'Étranger.

AVIS

ENVOI DE LA MESURE DU CORSET

—

Quatre mesures sont indispensables :

1re mesure, TOUR DE TAILLE............ ? centimètres.

2e — longueur du Corset........ ?

3e — circulaire, comprenant le pourtour de la gorge et les reins.............. ?

4e — de l'aisselle à la ceinture.... ?

—

A la condition que ces mesures soient exactement prises, nous pouvons garantir à notre clientèle qu'elle sera satisfaite en tout point de notre Corset.

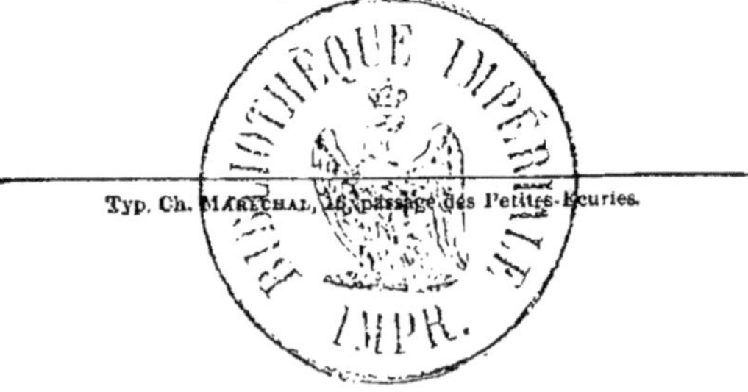

Typ. Ch. Maréchal, 18, passage des Petites-Ecuries.

www.ingramcontent.com/pod-product-compliance
Lightning Source LLC
LaVergne TN
LVHW051144060726

842526LV00006B/2211